# EAUX MINÉRALES

ALCALINES, GAZEUSES, NATURELLES

# DE CONDILLAC

# MÉMOIRE

SUR LES

## EAUX MINÉRALES

ALCALINES, GAZEUSES, NATURELLES

# DE CONDILLAC

CONSIDÉRÉES

### COMME EAUX HYGIÉNIQUES ET COMME AGENT THÉRAPEUTIQUE

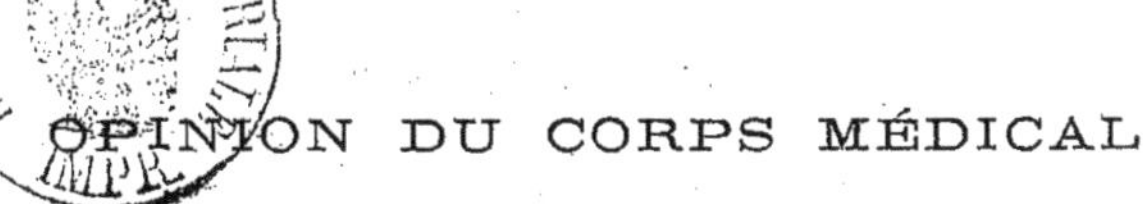

## OPINION DU CORPS MÉDICAL

## EXTRAIT

### DU TRAITÉ GÉNÉRAL ET PRATIQUE DES EAUX MINÉRALES

PAR MM. J.-E. PÉTREQUIN ET J.-A. SOCQUET

Médecins de l'Hôtel-Dieu de Lyon, Professeurs à l'École de Médecine, lauréats de l'Académie
Impériale de Médecine (grand prix, médaille d'or) pour le Concours
sur les Eaux minérales alcalines

OUVRAGE COURONNÉ

**Par l'Académie Impériale de Médecine de Paris, aux concours de 1855 et 1857**

PARIS, IMPRIMERIE LITH. DE LENDER ET Cⁱᵉ, RUE COQUILLIÈRE, 22

1861

# INTRODUCTION

———

Les eaux de Condillac sont connues du corps médical. Elles ont acquis en France une véritable renommée. A Paris, particulièrement, il est peu de praticiens qui n'aient eu l'occasion d'en constater les propriétés bienfaisantes.

Le plus grand danger pour les choses réellement bonnes, c'est l'exagération de leurs apologistes. Que de sources minérales sont tombées dans un discrédit immérité par suites des louanges outrées dont elles avaient été l'objet! On oublie trop souvent que rien n'est compromettant comme un maladroit ami.

Nous mettons sous les yeux de nos lecteurs l'opinion d'un grand nombre de nos confrères et leurs appréciations sur l'usage des eaux gazeuses factices.

Nous avons trouvé une appréciation aussi impartiale que complète dans une œuvre recommandable de deux publicistes éminents, MM. Pétrequin et Socquet. Le *Traité général et pratique des Eaux minérales,* deux fois couronné par l'Académie impériale de Médecine, est, de l'avis des hommes les plus compétents, le principal monument hydrologique de notre époque. Les savants auteurs, en élucidant les questions jusqu'ici les plus obscures, en soumettant à une saine critique les travaux de leurs devanciers, en faisant justice des éloges outrés, auront rendu à la thérapeutique un service signalé. Les praticiens ne sauraient trouver un meilleur guide dans l'emploi presque journalier qu'ils peuvent avoir à faire des eaux de Condillac. Ce n'est plus une voix intéressée qui parle, c'est la voix de la science pure et d'une expérience consommée; c'est, pour ainsi dire, la voix du corps médical et la voix de l'Académie elle-même, puisque ce corps savant a honoré deux fois de ses suffrages l'œuvre qui nous occupe ici.

# MÉMOIRE



## LES EAUX MINÉRALES

ALCALINES, GAZEUSES, NATURELLES

# DE CONDILLAC

CONSIDÉRÉES

COMME EAUX HYGIÉNIQUES ET COMME AGENT THÉRAPEUTIQUE

---

## CHAPITRE PREMIER.

**L'Eau minérale gazeuse naturelle de Condillac (reine des eaux de table), considérée comme boisson hygiénique.**

L'eau alcaline, gazeuse, iodée, de Condillac était appelée par les Romains *condita aqua;* — eau *savoureuse, assaisonnée,* — de *condita aqua* est venu, par corruption, d'abord le nom de *conditac,* puis celui de *Condillac.*

Les Romains ne furent pas avares du nom de *aqua, aquæ; Aix* en Provence, *Aix* en Savoie, *Aix*-la-Chapelle ; mais ils réservèrent la qualification de *condita (savoureuse)* à l'eau qui va faire le sujet de ce qui suit.

L'eau de Condillac, salutaire entre toutes, est une eau gazeuse naturelle, telle qu'elle vient sourdre de la roche, telle que la nature sait la fabriquer dans ses mystérieux procédés chimiques, dont n'approcheront jamais nos grossières manipulations de laboratoire. Le gaz acide carbonique s'y trouve à l'état de combinaison et non de compression. C'est une eau très-limpide, d'une saveur acidule, fraîche, fort agréable. Éminemment apéritive, raffraîchissante, digestive et diurétique, elle fortifie les fonctions de l'estomac et des intestins, excite doucement l'activité des sécrétions urinaires, de telle sorte que près des sources, ou pour les personnes qui en font usage, il ne s'est jamais présenté une seule épidémie de dyssenterie ou de choléra, ni rencontré un cas de calcul ou de maladie de vessie; ajoutons que les affections scrofuleuses sont complétement inconnues.

Parmi les corps savants qui ont approuvé et recommandé l'usage de l'eau de Condillac, il nous suffira de citer l'ACADÉMIE IMPÉRIALE DE MÉDECINE DE PARIS, la SOCIÉTÉ D'HYDROLOGIE, la SOCIÉTÉ DE MÉDECINE DE LYON, la SOCIÉTÉ DE MÉDECINE DE BORDEAUX, l'ACADÉMIE ROYALE DE SAVOIE.

Les sources de Condillac sont situées non loin des Alpes (département de la Drôme). Des fouilles faites au pied des montagnes et des tranchées ouvertes pour l'exécution de routes destinées à relier l'établissement de Condillac avec le chemin de fer de Paris à Marseille, ont mis à jour les traces d'une multitude de *fours* qui servaient à la cuisson des vases dans lesquels les Romains recueillaient l'*eau savoureuse*. La découverte du réservoir qui recevait les eaux ne laisse aucun doute à cette présomption.

Ces sources nouvelles et ces travaux, dès qu'ils furent retrouvés, durent appeler l'attention des corps savants.

En 1845, des travaux de conservation furent exécutés. Lorsqu'au mois de janvier 1852 M. le Ministre des travaux publics et du commerce invita l'Académie impériale de Médecine à lui faire un rapport sur ce sujet, l'Académie prit immédiatement la résolution de nommer une commission. M. O. Henry, dont les travaux en hydrologie médicale font autorité, fut nommé rapporteur.

Dans son travail sur ces eaux, présenté à l'Académie, adopté et approuvé à l'unanimité par ce corps savant dans sa séance du 6 avril 1852, la commission s'exprime ainsi par l'organe de son rapporteur :

« Les eaux de Condillac sont très-agréables à boire et remplaceront
« avantageusement les eaux de Seltz naturelles comme boisson hygié-
« nique.

« Dans la pratique médicale, on a déjà fait usage de ces eaux avec
« le plus grand succès ; leur composition chimique bien connue jus-
« tifie aisément leur propriété extrêmement avantageuse, etc., etc. »

« En conséquence, il y a lieu de répondre à M. le Ministre des tra-
« vaux publics et du commerce que l'opinion de l'Académie est en
« tout point favorable à l'exploitation des sources de Condillac. »

M. SOCQUET, dans un judicieux travail sur les eaux de Condillac, s'exprime ainsi au sujet de ce rapport :

« Afin de justifier les vertus hygiéniques et thérapeutiques signalées
dans le passage de ce remarquable Rapport, nous placerons sous les
yeux du lecteur l'analyse de la source et nous étudierons les circonstances particulières qui en réclament l'emploi.

(Disons tout d'abord que l'Assistance publique a fait mettre les eaux
de Condillac à la disposition de plusieurs hospices de Paris.)

L'eau analysée par M. Ossian Henry, rapporteur à l'Académie, a
donné les résultats suivants.

Pour 1,000 grammes de liquide :

| | |
|---|---|
| Acide carbonique libre en volume.......... | 1 gr. 548 |
| Oxygène................................. | indéterm. |
| Bi-carbonate { de chaux anhydre........... | 1 gr. 359 |
| de soude...................... | 0 — 166 |
| de magnésie................... | 0 — 035 |
| Silicate de chaux et d'alumine............. | 0 — 245 |
| Sulfate de soude anhydre.................. | 0 — 475 |
| Chlorure de sodium et de calcium.......... | 0 — 150 |
| Iode, azotate, sels de potasse............. | sensible. |
| Oxyde de fer crénaté et carbonaté......... | 0 gr. 010 |
| Matières organiques...................... | traces. |
| | 2 gr. 440 |

Il y a des traces de manganèse dans les dépôts ocracés des sources.

En jetant les yeux sur ce tableau, nous voyons aussitôt que l'eau de Condillac est une eau alcaline, carbonatée, calcique, fortement gazeuse. Sur un total de 2 gr. 440 de principes fixes, elle contient, en effet, 1 gr. 560 de carbonates alcalins, sur lesquels le bi-carbonate de chaux figure pour le chiffre élevé de 1 gr. 359.

Ajoutons à l'appui de ces données que l'eau de Condillac renferme une telle proportion de gaz acidule, que l'on a dû prendre des précautions particulières (ficeler et goudronner les bouteilles) pour éviter le déplacement spontané des bouchons.

L'eau de Condillac est principalement minéralisée (voyez plus haut l'analyse) par le bi-carbonate de chaux (1 gr. 359 tenu en dissolution permanente par un excès d'acide carbonique). Eh bien ! c'est cette constitution chimique qui rend les eaux de Condillac supérieures à d'autres eaux gazeuses journellement employées. Mais entrons dans les détails pour démontrer cette proposition.

1° *Acide carbonique.* — Parmi les substances que l'on trouve ordinairement en solution dans les *eaux potables*, il en est quelques-unes dont la présence est utile et même *nécessaire :* « Celles-ci agissent en « communiquant à l'eau une action légèrement excitante, qui stimule « doucement la muqueuse de l'estomac et la rend plus apte aux fonc- « tions digestives ; on reconnaît généralement que telle est l'action « de l'oxygène de l'air (de l'acide carbonique), je pense, et je prou- « verai, que le *carbonate de chaux* doit être également placé parmi « les substances utiles. » (DUPASQUIER, *Des Eaux de sources et de ri- vières*, 1840, p. 89.)

Plus loin, le même auteur corrobore cette opinion par les paroles suivantes : « L'action stimulante et digestive de l'acide carbonique en « solution dans les eaux potables est trop bien connue par l'emploi « général que l'on fait des eaux gazeuses, pour qu'il soit nécessaire « de l'établir ici par d'autres preuves..... Quant aux eaux potables, « celles où le gaz est plus abondant doivent être sous ce rapport pla- « cées *parmi les meilleures.* » (DUPASQUIER, *Des Eaux de sources et de rivières*, p. 91-92.)

Voici comment nous formulions nous-mêmes notre pensée dans un *Mémoire sur les eaux minérales alcalines*, fait en collaboration avec le docteur Pétrequin, et couronné en 1855 par l'Académie impériale

de Médecine : « Le gaz acide carbonique libre, disions-nous, que ren-
« ferment les eaux minérales, les rend pétillantes et mousseuses, et
« leur donne un goût agréable... Si, à lui seul, il ne communique
« point aux eaux alcalines les propriétés médicales qui les distin-
« guent, il est néanmoins un auxiliaire très-utile..... Il leur trans-
« met un goût acidule qui plaît et les fait rechercher, même pour
« l'usage de la table (Condillac, par exemple); en outre, introduit
« dans l'estomac avec elles, il en facilite la digestion et en fait,
« comme on dit, des eaux *hygiéniques légères* qui sont bien suppor-
« tées, tandis que sans lui elles deviendraient *lourdes* et engendre-
« raient le dégoût ; ajoutons qu'il contribue à calmer la soif plus
« promptement. » (Pétrequin et Socquet, *Sur les Eaux minérales alcalines*, Mémoire couronné par l'Académie impériale de Médecine,
décembre 1855.)

Notre conviction sur ce point n'a fait depuis que se fortifier par
une observation plus étendue, et nous regardons l'acide carbonique
dissous dans l'eau comme un puissant *agent hygiénique* propre à faciliter les digestions, à prévenir ou dissiper les langueurs et cette
impuissance physique et morale qui fatiguent tant pendant les grandes
chaleurs.

« Une eau rendue piquante par une grande quantité d'acide car-
« bonique peut être très-propre à servir de *boisson ordinaire*, quoi-
« qu'elle ne convienne pas à tous les emplois du ménage. Les habi-
« tants des pays où existent des sources d'eau acidule gazeuse en
« font un usage habituel sans le moindre inconvénient et même avec
« des avantages notables. » (Dupasquier, ouvrage cité, p. 7-8.)

Ajoutons, comme preuve indirecte, que les eaux privées d'acide
carbonique, comme celle de neige, de certaines rivières qui provien-
nent directement de leur fonte (l'Arve), de certains lacs (le lac de
Genève), sont impropres à la boisson et pèsent à l'estomac. Les affections chroniques des voies digestives (gastralgie, dyspepsie, diarrhées avec flatuosités), celle des voies urinaires (gravelle, catarrhe
vésical) ou des organes génitaux (leucorrhée, engorgements de l'utérus), ou générales, comme la chlorose (pâles-couleurs), la scrofule et
un grand nombre de troubles nerveux qui dépendent d'un état particulier du sang et prédispose aux affections de la peau, eczéma,

sporiasis, prurigo, pythiriasis, toutes ces affections, disons-nous, se développent rapidement sous l'influence d'une boisson privée d'iode et d'acide carbonique, toute réserve faite d'ailleurs des conditions climatériques.

Quant à la proportion d'acide carbonique, les eaux de Condillac *présentent* sous ce rapport, comme nous l'avons dit au commencement, *une richesse supérieure* à celle des autres eaux minérales naturelles qui sont journellement employées. Aussi ont-elles un goût piquant très-prononcé, et qui flatte si agréablement le palais qu'elles ont mérité le surnom de *reine des eaux de table.*

Mêlées au vin, elles n'en altèrent pas la couleur naturelle et ne la font point virer au violâtre, ainsi que cela a lieu pour d'autres eaux alcalines gazeuses (celles de Selters notamment, qui ne sauraient être mises en parallèle avec celles de Condillac lorsqu'il s'agit de combattre les affections dérivant de la scrofule et alors que l'iode est indiqué), ce qui est dû sans doute à la quantité bien plus considérable de gaz acide carbonique qu'elles renferment. Sous tous ces rapports, les eaux gazeuses de Condillac, comme *eaux hygiéniques d'agrément, raffraîchissantes, sont donc sans rivales.*

2° *Bi-carbonate de chaux et sels alcalins.* — Mais en dehors de l'acide carbonique, on trouve dans l'eau de Condillac une certaine quantité de bi-carbonate de chaux (1 gr. 359); or la présence de ce sel ajoute beaucoup, hygiéniquement, à la valeur de cette eau; c'est là un bienfait qui a été mis dans tout son jour par les belles observations de MM. Boussingault et Dupasquier.

« Le bi-carbonate de chaux des eaux potables est décomposé par « l'acide du liquide gastrique avec dégagement d'acide carbonique, « il opère en saturant les acides de l'estomac et en *stimulant* la mem-« brane muqueuse par l'acide carbonique qu'il laisse dégager en se « décomposant. Rien n'est donc plus certain et plus évident que l'ac-« tion utile de ce sel dans l'acte de la digestion. » (Dupasquier, ouvrage cité, p. 94.)

Un de nos plus savants praticiens, M. Jeannel, qui s'est beaucoup occupé de la question des eaux potables au point de vue de l'hygiène civile et militaire, n'est pas moins affirmatif sur les avantages du bi-carbonate de chaux uni au *chlorure de sodium* (et c'est ce qui a lieu pour les eaux de Condillac) dans l'acte de la digestion.

« Les eaux réputées les meilleures pour servir de boisson, dit-il, « tiennent en dissolution une faible quantité de carbonate de chaux « et de sel marin (chlorure de sodium) ; ces deux sels doivent être « considérés comme *essentiellement utiles*. Le carbonate de chaux « dissous à la faveur de l'acide carbonique se décompose dans l'esto-« mac sous l'influence des acides du suc gastrique ; les résultats de « cette décomposition sont de l'acide carbonique, qui favorise la diges-« tion en produisant une excitation légère et un sel soluble de chaux. » (*Des Eaux potables*, Bordeaux, 1848.)

Le carbonate de chaux, non-seulement active les digestions, comme nous venons de le voir, mais encore l'on sait, depuis les belles expériences de M. Boussingault, qu'il rend de grands services dans la nutrition en général, mais spécialement dans la formation du système osseux. Cet habile chimiste agronome a prouvé, en effet (Compte-rendu de l'Académie des Sciences, 1846), que des animaux nourris à l'ordinaire, mais abreuvés d'eau distillée, c'est-à-dire d'eau complète-ment privée de sel, deviennent *rachitiques* ou *nains*.

C'est à la décomposition lente du bi-carbonate de chaux dans l'es-tomac lui-même, avec dégagement modéré d'acide carbonique, que les eaux gazeuses *naturelles* doivent leur supériorité sur les eaux ga-zeuses artificielles. Les premières (*naturelles*) agissent longtemps, avec modération, sans brusquerie, et par là même ne peuvent fatiguer l'estomac, tandis que les secondes (*artificielles*), laissant tout à coup dégager leur gaz en abondance, produisent une distension rapide et douloureuse des parois stomacales ; en un mot elles fatiguent par cette seule action toute mécanique et pourtant inévitable pour toutes les eaux artificielles. (SOCQUET, *médecin à l'Hôtel-Dieu de Lyon, profes-seur à l'École de Médecine*, lauréat de l'Académie au concours sur les eaux minérales ; grand prix, médaille d'or.)

Après cette étude approfondie des eaux de Condillac, nous cite-rons l'opinion de différents maîtres de la science.

« *Les femmes irritables se trouvent ordinairement fort mal de l'em-« ploi de l'eau de Seltz factice.* Elle est positivement contre-indiquée

« dans toutes les affections spasmodiques de l'estomac et des intes-
« tins. Dans un grand nombre de cas elle a quelquefois *d'assez graves*
« *inconvénients.* » (TROUSSEAU, membre de l'Académie, et PIDOUX,
professeur à l'École de Médecine, *Traité de l'Art de formuler.*)

« Les eaux gazeuses naturelles sont appelées à remplacer sur toutes
« les tables les préparations artificielles, dont l'intervention est tou-
« jours *agressive pour l'organe de la digestion*, surtout lorsqu'elles
« contiennent des acides. » (DIDAY, doct. méd.)

Dans une analyse sur les eaux gazeuses naturelles de Grandrif,
M. O. Henri, s'exprime ainsi :

« L'eau gazeuse *artificielle* ne saurait dans aucun cas être préférée
à l'eau gazeuse *naturelle* de Grandrif. Dans la première, le gaz carbonique, plutôt emprisonné que dissous, s'échappe sitôt que la pression
cesse et produit une mousse effervescente comme les vins mousseux,
les eaux naturelles présentent toujours plus d'avantages. En effet, bien
que très riches en gaz carbonique, elles tiennent ce gaz plutôt en dissolution qu'interposé, et on ne le voit souvent s'en emparer qu'avec
une sorte de difficulté, sous l'aspect de bulles abondantes continues.
C'est un avantage pour le but qu'on se propose d'atteindre, car le gaz,
s'échappant progressivement en quantité moindre à la fois, ne stimule
pas aussi vivement l'estomac, comme cela arrive avec les eaux artificielles, et ne tend pas ainsi à fatiguer cet organe important. (O. HENRI.)

« Les chimistes *mélangent*, la nature *combine*. Aussi dès qu'on dé-
bouche une bouteille d'eau gazeuse artificielle, le gaz s'envole-t-il,
saluant sa mise en liberté par une détonation qui ne peut charmer que
l'oreille du vulgaire. Pour obvier à cet inconvénient, on a imaginé les
bouteilles dites à siphon. On a remplacé un inconvénient par un *dan-*
*ger*. A l'explosion en plein air on substitue, autant qu'on le peut, l'explosion en plein estomac. Pense-t-on que cet organe ne soit pas *fati-*
*gué, irrité, épuisé* à la longue, par une boisson qui se distend tout à
coup au point de prendre quatre ou cinq fois son volume.
« Une bouteille d'eau de Seltz *artificielle*, débouchée, perd tout
son gaz en *trois minutes environ*, à une température de 25° centigrades,
tandis qu'une bouteille d'eau gazeuse *naturelle*, à la même température, dégage des bulles de gaz pendant *douze heures consécutives*, le

dégagement de cet acide accompagne la digestion et l'aide jusqu'à ce qu'elle soit achevée.

« *L'eau gazeuse artificielle de Seltz est une machine qui éclate.*

« *L'eau gazeuse naturelle est une machine à vapeur qui marche.* » (Tampier, D. M.)

« Depuis quelques années, tous les hommes qui s'occupent de la santé publique ont pu constater la fréquence toujours croissante des affections de l'appareil digestif et leur terminaison trop souvent funeste.

« La science s'est émue en face de ces dégénérescences squirrheuses et de ces ramollissements de l'estomac, si rares autrefois, et qui comptent aujourd'hui tant de victimes ; et parmi les causes les plus actives de ces désordres, elle a dénoncé l'abus des boissons alcooliques et *l'usage habituel des eaux gazeuses artificielles.*

« La sollicitude éclairée des médecins, tout en signalant le péril, a encouragé de tous ses efforts l'introduction des eaux minérales naturelles sur nos tables, substituant ainsi à des habitudes *meurtrières* une action toujours bienfaisante.

« C'est à ce besoin de réaction contre les eaux *artificielles* que les eaux gazeuses naturelles et en particulier celle de Grandrif doivent le patronage qui les ont accueillies. » (*Analyse et appréciation de l'eau gazeuse de Grandrif, Ossian Henry, membre de l'Académie de Médecine, et chef de ses travaux chimiques, etc., etc.*)

« Le gaz acide carbonique, qui constitue la base des boissons *arti-« ficielles* de Seltz, est loin d'être également bien supporté par tous « les estomacs. Son action stupéfiante sur le cerveau et le système « nerveux produit un certain sentiment d'ivresse passagère, il est « vrai, mais qui le rend *très-nuisible* à un grand nombre de per-« sonnes. » (A. Treuille, doct. méd.)

Voici en quels termes M. Vincent Duval (ex-médecin des eaux de Plombières, lauréat de l'Institut), formule son opinion sur les eaux de Condillac, dans son savant *Traité sur la Scrofule :*
« Il résulte d'un rapport de l'Académie de Médecine, que ces eaux, « salutaires entre toutes, sont à la fois *acidules, gazeuses, alcalines,* « *ferrugineuses et iodurées.* Elles contiennent plus que leur volume

« d'acide carbonique, puis des bi-carbonates de soude, de chaux, de
« magnésie, des chlorures de sodium et de calcium, des iodures, des
« sels de potasse, de l'oxyde de fer carbonaté, etc., etc., par consé-
« quent des principes minéralisateurs fixes, qui s'élèvent ensemble à
« plus de deux grammes par litre. C'est là une proportion largement
« suffisante, surtout si l'on tient compte de la nature assimilable des
« aliments alcalins, iodurés et ferrugineux qu'elle renferme, tous si
« précieux pour l'économie dans un nombre infini de circonstances.
« Zimmermann, le médecin poëte, appelait les eaux minérales natu-
« relles de Seltz (Selters), *eau des poëtes et des gens de lettres :* le re-
« connaissant hommage du rêveur allemand conviendrait plus juste-
« ment à l'eau de Condillac, bien autrement gazeuse que l'eau de
« Seltz, et que l'éminent chimiste Dupasquier, médecin de l'Hôtel-
« Dieu de Lyon, après l'avoir analysée et en avoir étudié l'action sur
« l'appareil digestif et sur l'appareil urinaire, proclamait LA REINE
« DES EAUX DE TABLE. Cette eau, en effet, est délicieuse au goût, raf-
« fraîchissante, exhilarante, et son bienfait se fait sentir prompte-
« ment, soit qu'on la boive en mangeant et mêlée à la boisson ordi-
« naire, soit qu'on en fasse usage avant, après ou entre les repas,
« seule ou édulcorée avec un sirop à base acidule comme elle, le si-
« rop de limon ou de groseille, par exemple.

« Les sources sont froides à treize degrés centigrades ; l'eau qui
« en provient a l'immense avantage de conserver son gaz, quelle que
« soit la distance où on la transporte.

« Ces eaux ont, en résumé, de grandes qualités. Elles aident mer-
« veilleusement à la digestion chez les convalescents, chez les per-
« sonnes atteintes de gastrite chronique, de gastralgie, de flatuosités,
« d'affections organiques du foie, du poumon, des reins, etc., etc. Je
« lui ai dû, au mois de février, la guérison d'une jeune comtesse po-
« lonaise, qui était à la fois chlorotique et aménorrhéique ; l'appétit, la
« menstruation et les couleurs sont revenus à cette malade en moins
« de trois semaines. J'ai aussi guéri par leur usage deux sujets affec-
« tés d'envies d'uriner provenant d'une irritation du col de la vessie.
« Tout dernièrement, j'ai rendu l'appétit et fait expulser une quantité
« notable de graviers à l'un des secrétaires de l'ambassade russe,
« malade d'une néphrite sub-aiguë, qui l'avait mis en danger ; le bien-
« fait en revient tout entier aux eaux de Condillac.

« Au mois de mai dernier, j'ai fait boire avec soulagement de l'eau

« de Condillac à une célèbre écuyère, atteinte de phthisie scrofu-
« leuse au troisième degré ; c'était la seule boisson que son estomac
« voulût supporter. J'ajouterai que tous les jours j'emploie ces eaux
« dans les manifestations scrofuleuses les plus graves et avec le plus
« grand succès ; elles ont surtout une action puissante pour combattre
« la fièvre hectique, qui complique si souvent la plupart des lésions
« locales scrofuleuses.

« Nous pouvons affirmer que l'eau de Condillac est destinée à de-
« venir un jour la tisane de presque tous les malades affectés de ma-
« ladies chroniques graves, à fond phlogistique ; ses principes miné-
« ralisateurs lui donnant une action cardiaco-vasculaire qui rendra
« d'immenses services dans la pratique. » (VINCENT DUVAL, lauréat de
l'Institut, extrait de son *Traité sur la Scrofule.*)

« Les affections des voies digestives, si communes en notre siècle
« de gourmandise, et les estomacs faibles, chez lesquels une petite
« quantité de nourriture, même la plus légère, est un pénible travail,
« trouveront dans les eaux de Condillac un tonique par excellence,
« et l'usage de ces eaux, prises à table et coupées avec la boisson
« ordinaire, leur donnera la facilité de digérer les aliments les plus
« réfractaires aux organes digestifs. » (ARMAND, doct. méd., *Étude
sur les Eaux minérales gazeuses.*)

« Pour les estomacs faibles, irritables, c'est une boisson extrême-
« ment salutaire. Nous en parlons par notre propre expérience. »
(ROGNETTA, doct. méd., extrait des *Annales thérapeutiques.*)

M. le professeur Bouchardat, membre de l'Académie de Médecine,
exprime la même opinion, et la conseille dans la gravelle et dans les
gastralgies. (Huitième édition de son *Formulaire.*)

Suivant MM. Pétrequin et Socquet, lauréats de l'Académie, les
eaux de Condillac doivent être placées en tête des eaux calciques, et
doivent être préférées aux eaux alcalines plus minéralisées dans les
affections des voies digestives et dans les convalescences, étant plus
légères. Suivant ces auteurs, l'eau de Condillac n'a pas de rivale pour
la digestion.

M. Caret, de l'Académie royale de Savoie, exprime la même opinion.

2

Nous pouvons dire, sans crainte d'être démenti, qu'il n'est pas un seul membre de l'Académie qui ne conseille journellement l'usage des eaux de Condillac.

Nous pourrions citer les ordonnances de tous les maîtres de la science.

M. le professeur Becquerel, médecin à l'hôpital de la Pitié, en a obtenu les meilleurs effets pour combattre l'atonie des organes des voies digestives. Il a guéri un sujet qui, depuis quinze ans, n'obtenait des selles qu'à l'aide de lavements. L'eau de Condillac, prise à l'ordinaire, a rétabli les fonctions des organes.

Ces eaux se conservent un temps très-long et se transportent au loin sans altération; l'observation a même fait voir qu'elles étaient plus savoureuses six mois après leur embouteillement, sans doute par suite de la combinaison plus intime de leurs divers éléments, principalement du gaz acide carbonique. Elles seront donc ainsi une ressource précieuse pour les praticiens et le public des contrées éloignées. (Socquet, doct. méd., déjà cité.)

Auprès des gourmets, l'eau de Condillac se recommande par des qualités que nous pourrions faire ressortir sans trop oublier notre caractère. Elle pétille dans le verre, elle porte légèrement au cerveau et prédispose à la gaieté. Sous ce rapport, elle convient non-seulement aux hypocondriaques, mais encore à la plupart des gens du monde, aux hommes de cabinet, à tous ceux enfin qui ont à lutter contre les préoccupations incessantes des affaires. Elle a une saveur des plus agréable, quila place au-dessus de toute rivalité. (Tampier, doct. méd.)

Le célèbre et regrettable Dupasquier l'avait proclamée la reine des eaux de table, le corps médical, et après lui le public, a ratifié ce jugement.

Disons ici que le puissant patronage du corps médical a propagé avec une extrême rapidité l'usage de ces eaux, soit comme moyen ou adjutant thérapeutique, soit prises à l'ordinaire en remplacement de l'eau de Seltz.

# CHAPITRE II.

(Extrait du *Traité général et pratique des Eaux minérales*, par MM. Pétrequin et Socquet, lauréats de l'Académie.)

## Emploi thérapeutique des Eaux de Condillac.

« Parmi les moyens employés pour la guérison des maladies chroniques, il n'en est point qui comptent autant de succès que les eaux minérales naturelles. Une foule de malades, dont les affections avaient résisté pendant des années aux traitements les plus rationnels et suivis avec le plus de constance, ont trouvé souvent la guérison, presque toujours du soulagement aux sources minérales. Sans doute, les nouvelles conditions hygiéniques auxquelles les sujets viennent alors se soumettre réagissent favorablement sur leur physique et sur leur moral, et doivent beaucoup contribuer à cet heureux résultat. Bordeu a fait très-bien ressortir tous les avantages de ces nouvelles circonstances, dans son *Traité des Maladies chroniques* (Paris, 1775); mais d'un autre côté, il faut avouer que l'administration des eaux elle-même a la plus large part à tous ces changements heureux, puisque, *transportées à de grandes distances, elles ont encore opéré des cures merveilleuses.*

Les eaux minérales naturelles alcalines ont, pour leur part, une incontestable efficacité pour la guérison d'un grand nombre de maladies chroniques. Ces eaux méritent donc une attention spéciale pour les services signalés qu'elles peuvent rendre, lorsqu'elles sont convenablement administrées.

D'une manière générale, les eaux alcalines *calciques* jouissent des mêmes propriétés thérapeutiques que l'on reconnaît aux eaux alcalines sodiques; mais nous établirons, d'après l'expérience médicale, que, toutes les fois que le carbonate *calcique* prédomine, elles réussissent particulièrement quand il existe des rapports acides ou nidoreux, et qu'il s'agit des affections chroniques du tube *intestinal avec tendance à la diarrhée et flatuosités.* On les a également employées avec avantage dans l'hypocondrie, maladie qui s'accompagne presque constamment de gaz dans les intestins ; dans l'hystérie à forme vaporeuse et dans l'affection des voies urinaires (gravelle, catharre vésical, etc., etc.).

Quant à la gravelle et aux calculs vésicaux, nous rappellerons ici une observation très-essentielle dont nous avons déjà tiré parti : c'est qu'avant d'envoyer les malades à ces eaux, il faut avoir soin de reconnaître la nature du calcul ou de la gravelle.

Il est évident, en effet, que si l'on conseille les eaux alcalines calciques à un individu dont la gravelle ou le calcul sera un phosphate ou un oxalate de chaux, ou dont les urines sont déjà alcalines, au lieu de soulager on augmentera les accidents. (PÉTREQUIN et SOCQUET, p. 116 et 157.)

Les eaux de Condillac, par leur composition chimique, peuvent être placées en tête des eaux calciques ; car, outre qu'elles contiennent, par litre, 1 gr. 359 de bi-carbonate de chaux sur 2 gr. 440 de principes fixes, elles représentent ainsi un type bien dessiné ; elles contiennent de notables traces d'iode, son utilité dans les scrofules et le goître est aujourd'hui incontestée..... « La matière médicale ne « possède pas de modificateur plus puissant que ce métalloïde, pour « l'opposer à ce groupe nombreux de formes morbides qui relèvent « du lymphatisme. » (TROUSSEAU et PIDOUX, *Traité sur l'Art de formuler,* t. 1ᵉʳ, p. 257.) « Les eaux minérales iodurées jouissent des « mêmes prérogatives. » (P. 580.)

Nous citerons l'opinion d'un dermatologue instruit (Beaumès) :
« Il faut reconnaître, dit-il, que les eaux minérales iodurées jouis-
« sent de l'efficacité la plus remarquable contre la plupart des mani-
« festations de la diarrhée scrofuleuse. » (P. 585.)
« Les eaux iodurées exercent une action manifeste sur les affec-
« tions des membranes muqueuses. Certains troubles des organes
« digestifs, qui sont sous la dépendance d'une subphlogose non spéci-
« fique, comme aussi lorsqu'il existe des désordres du côté du tube
« digestif, accompagnés de flatuosités, de diarrhée ; quand on a à
« traiter des catarrhes vésicaux simples, des leucorrhées vaginales
« de même nature, les eaux calciques de Condillac sont spécialement
« indiquées. » (P. 178.)

« Les affections des organes parenchymateux (foie, rate, ovaire,
« utérus) trouveront une puissante action résolutive dans les eaux
« iodurées de Condillac. L'action de l'iode n'est plus un doute pour
« personne aujourd'hui. Chaque jour le praticien l'administre avec
« succès dans divers engorgements, et nul médicament n'active au-
« tant l'absorption interstitielle.

« L'eau iodurée de Condillac, dit le docteur Tampier, doit être la
« boisson habituelle des personnes à tempérament lymphatique. »
(Pétrequin et Socquet, p. 587.)

Nous avons vu, d'après l'analyse faite par M. Ossian Henry, qu'un
des principes les plus usités en médecine, l'iode, a été recherché et
rencontré dans les eaux de Condillac. C'est une des premières eaux
acidules froides dans lesquelles on ait rencontré cet élément, et c'est
ussi à lui que plusieurs médecins ont dû les succès des eaux de Condillac dans les cas de scrofules.

L'on a vu aussi que l'eau de Condillac se distingue par la quantité
notable de carbonate et de crénate de fer qu'elle renferme. Or, ce
fait est d'autant plus important, que les maladies qui réclament l'u-
sage des préparations ferrugineuses sont plus répandues. L'on sait
combien sont fréquentes les pâles couleurs, les flueurs blanches, l'absence ou l'irrégularité de la menstruation ; et si nous faisons attention
que ces maladies coïncident souvent avec un tempérament lymphatique ou scrofuleux, soit avec des engorgements de l'utérus ou de ses
annexes, soit enfin avec des affections de la peau, l'on conçoit de suite
combien est utile et précieuse la réunion du fer et de *l'iode*. Ce sont
là précisément la combinaison heureuse que nous présente l'eau de
Condillac.

Les iodures y sont en proportion, à la vérité, faible, quoique très-
sensible ; mais cette particularité doit être regardée plutôt comme un
avantage, puisque fréquemment on est obligé de couper avec de l'eau
simple les sources où les iodures sont trop fortement chargés ; or, à
conditions égales, n'est-il pas préférable de faire usage d'une eau naturellement faible, mais dont tous les éléments sont intimement com-
binés et pénétrés, molécule à molécule, de leur eau en dissolution,
que de les mêler au moment de la boire avec une eau étrangère ? La
première (naturelle) passera toujours plus facilement et agira avec
douceur, tandis que la seconde (allongée artificiellement) sera certai-

nement plus excitante et moins maniable, si l'on peut ainsi dire.
D'ailleurs, depuis longtemps l'expérience a démontré que les eaux
faiblement minéralisées sont les mieux tolérées et ne sont pas les
moins efficaces : témoins les eaux de Néris, Plombières, Luxeuil,
Bourbonne, etc., etc., qui chaque année opèrent de si nombreuses
guérisons. Disons enfin que les eaux de Condillac, par la proportion
de carbonate calcique qu'elles renferment, voient encore s'agrandir
le cercle de leurs opérations thérapeutiques et s'adressent à un grand
nombre d'états mordides ou de maladies qui viennent compliquer les
affections principales, indications que ne pourraient remplir des eaux
minérales plus simples dans leur composition.

Voici, du reste, comment un praticien de Marseille, M. le docteur
Sauvet, s'exprime sur l'emploi des eaux de Condillac dans les maladies qui nous occupent : « Elles sont d'une très-grande valeur comme
« *alcalines, ferrugineuses* et *iodurées* dans les maladies du foie, des
« reins, de la vessie et celles si nombreuses qui reconnaissent pour
« cause l'anhémie. Elles conviennent parfaitement dans les convales-
« cences longues et pénibles, et dans certaines affections chroniques.
« Par les principes ferrugineux et iodurés qu'elles contiennent, elles
« offrent au praticien de grandes ressources pour toutes les personnes
« d'un tempérament lymphatique ; en un mot, elles peuvent être em-
« ployées avec efficacité dans un grand nombre *d'affections différentes,*
« ce qui s'explique suffisamment par la *variété des principes actifs*
« qu'elles renferment et que nous avons énumérés. » (SAUVET, *des
Eaux de Condillac.*)

Après ces données générales, qui ne sont que le résumé d'une expérience purement clinique, entrons dans les détails et analysons les
cas dans lesquels l'eau de Condillac a été utile.

*Appareil digestif.* — On peut dire, en général, que les eaux calciques sont spécialement avantageuses contre l'atonie des voies digestives et la débilité intestinale, quand elles sont bien appropriées elles
déterminent une amélioration prompte. Les eaux alcalines sont plus
stimulantes, par contre elles sont aussi plus difficiles à tolérer ; nous
avons vu plusieurs de nos malades ne pouvoir supporter celles de Vichy. M. Patissier, membre de l'Académie de Médecine, remarque ju-
dicieusement que l'usage prolongé des eaux sodiques peut amener une

irritation des voies digestives. Les eaux de Vichy présentent un inconvénient réel, signalé même par M. Durand-Fardel, médecin inspec-
teur de ces sources : « Ce qui manque à Vichy, dit-il, ce sont des
sources faiblement minéralisées. »

Sous le rapport thérapeutique, les eaux de Condillac nous ont donc
parues dignes d'être placées au premier rang et d'une efficacité réelle
dans les gastrites chroniques, dans les faiblesses qui accompagnent
les convalescences des maladies aiguës, comme aussi aidant merveil-
leusement à la digestion chez les convalescents, chez les personnes
atteintes de flatuosités.

« Depuis l'espace de huit mois, nous écrit le docteur Armand,
nous avons noté près de cent observations de gastro-pathies et de gas-
tro-entérites graves, dans lesquelles les eaux de Condillac ont amené
la guérison la plus prompte et la plus radicale, lorsque bien d'autres
traitements avaient échoués. »

Nous compléterons ces observations en ajoutant que les eaux carbonatées calciques de Condillac sont très-avantageuses et particulièrement recommandables dans les diarrhées avec flatuosités, gonflement
et tension d'estomac. Nous avons surabondamment prouvé, soit par la
physiologie, soit par l'observation clinique, que le bi-carbonate de
chaux est presque spécifique dans les aigreurs, les vomissements
et les diarrhées chroniques ; maintenant, si l'on fait attention qu'en
buvant deux litres d'eau minérale par jour on voit qu'en réalité on
absorbe 2 gr. 74 de bi-carbonate calcique, dose bien suffisante pour
expliquer les résultats obtenus dans ces dernières maladies.

Il est une espèce de diarrhée que M. Chossat (Compte-rendu de
l'Académie des Sciences, t. XIV, p. 447) a proposé de nommer *diarrhée par insuffisance de principes calcaires*. « Maladie, dit cet auteur,
« dont on trouve d'assez fréquents exemples chez l'homme lors du
« travail d'ossification, mais dont la cause a été méconnue jusqu'ici. »
Or, c'est dans cette dernière espèce de diarrhée que le carbonate de
chaux a été recommandé et donné avec un grand succès. Il suit de là
que les eaux minérales qui tiendront en dissolution une certaine dose
de carbonate calcique, auront une vertu curative marquée dans les
mêmes circonstances ; faisons remarquer aussi que le sel calcaire étant
tenu en dissolution à la faveur de l'acide carbonique, sera bien plus
facilement et ingéré et digéré (absorbé) que sous la forme pulvéru-
lente. Voilà pourquoi les eaux gazeuses carbonatées calciques de Con-

dillac ont tant d'efficacité dans ces affections d'ordinaire si rebelles,
soit chez les adultes, soit chez les enfants. En résumé, nous dirons
avec M. Rognetta : « Pour les estomacs faibles, surtout irritables,
« prédisposés à des gastralgies, à des flatuosités, à des embarras
« gastriques, c'est une boisson entièrement salutaire. Nous en parlons
« d'après notre propre expérience. »

On est donc autorisé à conclure, expérimentalement, que les eaux
calciques favorisent la digestion en stimulant la vitalité de l'estomac
et augmentant la sécrétion du suc gastrique. Il n'est pas de praticien
qui n'ait constaté que l'eau calcique facilite et accélère la digestion
de la viande. Cette observation vaut toutes les théories.

*Appareil urinaire.* — C'est encore un fait d'observation clinique
que le bi-carbonate de chaux convient dans les maladies des voies
urinaires (gravelle, catarrhe de la vessie, difficulté avec besoin fré-
quent d'uriner et un sentiment de brûlure), phénomènes qui sont
l'indice d'une irritation fixée sur le col de la vessie ou sur cet organe
lui-même. Les eaux de Condillac seront donc avantageusement con-
seillées dans ces cas; les propriétés spéciales des sources calciques
sont, du reste, un fait aujourd'hui vulgaire et qui ressort de la pratique générale. Nous avons déjà mis en évidence leur influence sur le
tube digestif; pour l'appareil urinaire, les recherches de Robert Wytt
ont depuis longtemps démontré l'action dissolvante des préparations
calciques sur la pierre et la gravelle. La chaux faisait la base du fa-
meux remède lithontriptique de madame Stephens, et nous ferons remarquer que cette propriété spéciale est nettement signalée dans les
eaux alcalines calciques de Condillac.

*Appareil génital.* — L'appareil génital se compose : 1° d'organes
qui lui sont communs avec l'appareil urinaire et qui viennent d'être
étudiés, et 2° d'organes qui lui sont propres et dont nous allons nous
occuper.

Il reçoit des modifications spéciales; on a observé que les sources
calciques, qui sont stimulantes, peuvent réveiller le sommeil des organes génitaux; mais cette excitation n'est que passagère, le plus
plus souvent. — Chez la femme, les eaux calciques exercent une action physiologique complexe sur le système utérin : nous avons démontré qu'elles diminuent les sécrétions catarrhales; nous trouvons

le même résultat généralement signalé pour la leucorrhée, les irrégularités de la menstruation et les pâles couleurs, et cela surtout dans les sources calciques de Condillac. L'eau prise à l'intérieur, dans ce cas, aide beaucoup à l'action des douches vaginales. Quant aux troubles de la menstruation, qui se lient soit à une chlorose, soit au catarrhe utéro-vaginal, soit à quelque engorgement de la matrice (engorgement mou, Willemin), ils sont avantageusement combattus par la même médication. Enfin il est reconnu que les eaux calciques modifient heureusement, comme résolutrices, les engorgements chroniques de l'utérus et même des ovaires.

C'est sans doute par cet ensemble de circonstances qu'elles peuvent favoriser la fécondation ; c'est à ce point de vue qu'on a pu les préconiser contre la stérilité.

Tels sont les avantages que présentent les eaux de Condillac pour la cure d'une foule de maladies chroniques. Condillac réunit ce qui se trouve ordinairement séparé, à savoir : d'une part, une eau éminemment hygiénique propre à faciliter la digestion, à tempérer les ardeurs de la soif et à remplacer avantageusement les eaux de Selters, et d'autre part, un agent précieux comme moyen thérapeutique dans les maladies chroniques des voies digestives (gastralgie, dyspepsie, diarrhées avec flatuosités), ou des voies urinaires (gravelle, catarrhe vésical), ou des organes génitaux (leucorrhée, engorgements de l'utérus), ou générales, comme la chlorose (pâles couleurs), la scrofule et un grand nombre de troubles nerveux qui dépendent d'un état particulier du sang. Par l'iode uni aux autres éléments, elle devient aussi très-efficace dans les bronchites chroniques (toux invétérées) et les diverses affections de la peau (dartres). C'est à la réunion heureuse, mais rare, de toutes ces conditions, que les eaux minérales de Condillac doivent la réputation dont elles jouissent à juste titre.

# OBSERVATIONS CLINIQUES



# LES EAUX DE CONDILLAC

Nous trouvons dans diverses revues de thérapeutiques des observations cliniques sur les eaux de Condillac.

Les auteurs, dans leurs magistrales appréciations, dominés par l'intérêt de la science et de la vérité, ont voulu appeler l'attention du corps médical sur les résultats qu'ils ont obtenus. Leurs jugements impartiaux et précis inspirent confiance ; on sent que les droits de la science ne seront jamais méconnus : c'est à ce titre que nous croyons devoir les insérer.

### Vomissements incoercibles pendant la grossesse ; emploi de l'Eau de Condillac.

Madame X....., âgée de trente et un ans, de forte et robuste constitution, de grande taille, d'une excellente santé habituelle, bien réglée, a eu deux enfants, l'un il y a onze ans, le second il y a sept ans.

Pendant la première grossesse, elle fut atteinte, du troisième au cinquième mois, de douleurs névralgiques extrêmement vives, occupant tout le cuir chevelu et quelquefois s'irradiant dans une partie de la face. Ces douleurs, contre lesquelles on employa en vain les narcotiques et les antispasmodiques de toute espèce, les toniques et les ferrugineux, devinrent tellement violentes qu'on fut obligé de couper entièrement les cheveux ; il était devenu impossible de les toucher avec le peigne. Vers le milieu du sixième mois, elles disparurent complétement. Madame X..... accoucha à terme d'un bel enfant, qui vit aujourd'hui.

La seconde grossesse, qui survint quatre ans plus tard, ne fut accompagnée d'aucun accident de ce genre, et tout se passa très-régulièrement jusqu'à l'accouchement, qui amena un second garçon, qui jouit comme le premier d'une belle santé.

Dix-huit mois environ après cette seconde couche, madame X..... fut prise de phénomènes nerveux, de gastralgies, de malaises. qui furent inutilement combattus par les ferrugineux. Au bout de quelques semaines de traitement, j'eus l'idée que ces accidents pouvaient peut-être dépendre d'un état morbide du col utérin, comme j'en avais déjà rencontré quelques exemples, et en effet, l'application du spéculum me fit découvrir de nombreuses granulations d'un rouge vif, se prolongeant jusque dans l'ouverture du museau de tanche. Des cautérisations faites tous les deux jours, pendant deux mois, avec la solution caustique d'iode, puis deux fois par semaine pendant le troisième mois, firent complétement disparaître ces altérations, et les malaises cessèrent en même temps.

Depuis cette époque, la santé de la malade fut parfaite.

Au mois de décembre 1858, madame X..... est devenue enceinte pour la troisième fois.

Pendant les trois premières semaines, elle éprouva quelques nausées rarement suivies de vomissements, qui cessèrent bientôt. Mais à la fin du second mois, elle fut prise de vomissements qui revenaient tous les jours, une heure ou deux ordinairement après le repas ; j'administrai à la malade d'abord du bi-carbonate de soude à la dose d'un demi-gramme dans demi-verre d'eau après chaque repas, puis je la mis à l'eau de Vichy, sans aucun résultat.

Au commencement d'avril, je conseillai quelques perles d'éther, qui produisirent de bons effets pendant une quinzaine de jours. Puis les vomissements revinrent, à des moments indéterminés de la journée ou de la nuit, contenant quelquefois des matières alimentaires, d'autres fois de la bile ou seulement des mucosités.

La malade ayant manifesté le désir de boire de la bière à ses repas, je le permis, et dans les premières semaines les vomissements ne reparurent plus ; mais ils recommencèrent dans les premiers jours de mai. La malade ne maigrissait pas, du reste, mais se plaignait seulement de fatigues et de courbature.

Au milieu du mois de mai, je l'engageai à essayer l'usage de l'eau de Condillac, n'en espérant pas, je dois le dire, de meilleurs effets que des remèdes précédents.

A notre grande surprise, les vomissements s'arrêtèrent, et depuis ce moment la malade a continué l'emploi du médicament sans qu'ils aient reparus.

On pourrait peut-être objecter à ceci qu'à une certaine époque de la grossesse, les vomissements cessent naturellement ; mais ce qui a prouvé à la malade et à moi que c'est bien l'eau minérale de Condillac qui a produit ce résultat, c'est que lorsque, par une cause quelconque, elle en est privée, lorsqu'elle dîne hors de chez elle, par exemple, ou lorsque chez elle elle néglige d'en boire, elle est certaine de vomir ses aliments une heure ou deux après le repas.

Aujourd'hui, 27 août, elle en fait encore usage et avec le même succès.

D<sup>r</sup> A. FOUCART.

(*Gazette des hôpitaux*, 8 avril 1860.)

---

**Hallucinations dues à une gastralgie et à une dyspepsie très-grave. Traitement par les Eaux de Condillac.**

Quoique les propriétés antigastralgiques des eaux de Condillac ne puissent guère être ignorées de personne aujourd'hui, il ne nous paraît pourtant pas inutile de faire connaître certains faits de guérison, surtout quand ces faits ont par eux-mêmes un intérêt réel. Tel est, si nous ne nous trompons, celui que nous allons rapporter.

Un respectable ecclésiastique, M. V...., d'un âge déjà avancé, souffrait depuis une vingtaine d'années d'une gastralgie qui rendait ses digestions difficiles, principalement celles du repas du soir. Depuis quelques années cette affection avait pris un tel accroissement qu'il était impossible au malade de prendre le soir aucune nourriture, quelle que légère qu'elle fût, sans éprouver une indigestion. Le matin, les aliments *passaient* encore, pris en quantité modérée ; avec la chute du jour revenait le besoin d'alimentation, une faim intense se faisait sentir ; le malade se trouvait alors dans la pénible alternative ou de supporter les douleurs de la faim, ou de souffrir tous les accidents d'une indigestion très-sérieuse ; la première est celle qu'il choisissait toujours. Mais à ce défaut d'alimentation, qui entraîne comme conséquence un amaigrissement et une faiblesse extrême, vint s'ajouter bientôt un nouveau phénomène des plus pénibles et des plus alarmants.

Pendant la nuit, quand il était dans son lit, quelquefois dans la soirée, pendant qu'il se trouvait avec plusieurs, des fantômes effrayants lui apparaissaient tout à coup ; le malade se levait brusquement, poussait des cris, se mettait dans une agitation qui, parfois, durait jusqu'à plusieurs heures. Dans quelques crises des plus affreuses, M. V.... voyait le corps de Jésus-Christ étendu devant lui, transpercé d'un coup de lance, ayant les pieds et les mains traversés par les clous de la Passion et dégouttants de sang ; ces visions laissaient le pauvre malade dans un anéantissement presque mortel, après l'avoir fait cruellement souffrir.

Plusieurs traitements avaient déjà été suivis sans succès, lorsque M. V.... vint me consulter. Après avoir constaté qu'aucune lésion organique grave n'existait dans l'estomac ni dans les voies digestives, je prescrivis un repas très-modéré le matin, quelques cuillerées de potage seulement le soir, et une à deux bouteilles d'eau de Condillac dans la journée.

Il y eut d'abord des indigestions très-légères, puis nausées seulement, sans vomissements ni diarrhée ; les hallucinations diminuèrent beaucoup d'intensité au bout de huit jours ; ce n'était plus que de simples rêves, au plus des cauchemars ; au bout de huit jours, le malade pouvait prendre le soir un léger repas, et, à partir de ce moment, les hallucinations disparurent entièrement. Un mois plus tard, c'est-à-dire après un peu plus de deux mois de traitement, M. V.... put reprendre ses repas du soir sans éprouver le plus petit inconvénient, ce qui ne lui était pas arrivé depuis vingt ans.

L'influence de l'abstinence sur les fonctions cérébrales est connue depuis longtemps. Cependant elle ne se manifeste pas aussi souvent d'une manière aussi évidente, et surtout aussi énergique que dans le sa précédent, pour que ce cas ne conserve pas un intérêt réel sous ce rapport. Mais le fait de M. V.... est bien plus remarquable encore sous le rapport de l'action thérapeutique qui a été obtenue par les eaux de Condillac. Ce fait est un des plus frappants que nous ayons observés à ce point de vue, mais il n'est pas le seul. Depuis huit mois, nous avons recueilli un grand nombre de gastralgies et de gastrites chroniques, ou réputées telles, qui ont disparu plus ou moins promptement par l'usage des eaux de Condillac, alors qu'elles avaient résisté à plusieurs autres traitements. Les effets que nous avons obtenus avec ces eaux, qui sont alcalines calciques, sont aussi avantageux, pour le moins, que ceux que nous ont donné les eaux alcalines sodiques, avec cette différence qu'elles sont plus faciles à supporter. Nous avons constaté assez souvent, en effet, que les eaux alcalines sodiques peuvent amener à la longue une irritation des voies digestives, ce que nous n'avons jamais observé avec les eaux minérales calciques, lorsque, comme celles de Condillac, elles n'ont que le degré de minéralisation nécessaire pour produire des effets thérapeutiques. Nous avons observé également que les eaux alcalines calciques facilitent autant, au moins, que les eaux sodiques la digestion de la viande chez les personnes qui, sans avoir de gastralgie proprement dite, ont simplement les digestions lentes.

En résumé, pour les affections légères ou graves des voies digestives, les eaux alcaliques calcines, modérément minéralisées, nous paraissent supérieures aux eaux sodiques, surtout lorsque l'usage doit en être longtemps prolongé.

D* ARMAND (de la Drôme).

*(Revue de thérapeutique medico-chirurgicale, du 1er mai 1860.)*

---

M. le baron G..... tombe malade dans sa campagne, près de Paris, au commencement de l'automne de 1859. M. le baron de G..... était d'une forte constitution, âgé de soixante-cinq à soixante-six ans, il avait une belle vieillesse ; mais il avait un peu abusé de la force de son tempérament. Les conséquences d'une vie quelque peu agitée ne tardèrent pas à se montrer, l'appétit s'altéra, les digestions se dérangèrent, elles devinrent longues, pénibles, laborieuses, accompagnées de malaises divers, de gonflements, d'éructations, de lassitude, etc. Il y eut à diverses reprises de véritables indigestions. Le malade ne prêta pas à ces accidents toute l'attention qu'ils méritaient et continua ses errements ; sa santé générale avait résisté jusque-là, mais peu à peu ses forces parurent diminuer, il perdit de son embonpoint, devint moins alerte et beaucoup plus impressionnable aux vicissitudes atmosphériques qu'il avait pu braver jusqu'alors. Il prit successivement deux refroidissements qui, tout en lui donnant un catarrhe bronchique, réagirent aussi très-fâcheusement sur l'appareil digestif, l'appétit se perdit ainsi que l'embonpoint ; la digestion se faisant très-mal, la nutrition souffrit de plus en plus ; de la maigreur il passa à un commencement de marasme ; il guérit à la longue, ou du moins fut très-soulagé de son catarrhe, mais les désordres digestifs persistèrent, il ne digérait plus, l'estomac était péniblement affecté par l'ingestion, non-seulement des aliments, mais encore des boissons analeptiques ; le travail digestif provoquait un mouvement de fièvre qui affaiblissait de plus en plus le malade. Les intestins fonctionnaient mal ; il y avait une constipation opiniâtre, qui devenait très-fatiguante en causant des gonflements, du météorisme, des coliques, etc., etc. Il n'y avait presque plus de sommeil, le faciès était très-altéré, les nerfs agacés et irritables ; l'état du malade inquiétait vivement sa famille et ses amis. Parmi les illustres praticiens qui furent appelés auprès du malade, le savant docteur L... porta un pronostic très-grave. Chaque semaine venait ajouter quelque aggravation à l'état morbide. Les médications les plus variées avaient échouées, on avait employé sans succès les délayants. les révulsifs, les vésicatoires, les eaux minérales de Vichy, etc., etc.

Une consultation fut mandée ; les praticiens constatèrent l'état fâcheux de l'estomac et des intestins, que nous avons décrits plus haut. Il était compliqué d'un reste de catarrhe bronchique et d'une douleur rhumatismale au genou droit. Le malade souffrait d'une fièvre qui menaçait de prendre le caractère d'une fièvre hectique et qui redoublait chaque fois qu'on administrait des aliments, quelques légers qu'ils fussent ; il était constaté que toutes les fois qu'on avait prescrit, soit par le haut, soit par le bas, des laxatifs pour évacuer l'intestin, on avait vu augmenter les accidents du côté de l'estomac et du reste du tube digestif.

Les forces générales du sujet étaient épuisées, il ne pouvait quitter la position verticale ni son lit. Le pronostic était évidemment grave, il y avait peu d'espoir de sauver le malade, qui dépérissait visiblement de jour en jour ; il annonçait lui-même sa fin prochaine.

On s'accorda à prescrire le lait d'ânesse, mais il ne put pas passer ; alors on le mêla avec de l'eau de Condillac, qui en favorisa la digestion, non sans que celle-ci ne fût encore longue et laborieuse. Toutefois, elle s'améliora sensiblement de semaine en semaine. En même temps on ordonna du bouillon de grenouille et de carotte jaune ; il ne passa pas mieux que le lait, on fut obligé de lui adjoindre également de l'eau de Condillac, qui réussit, à la grande satisfaction du malade et de ses médecins. On continua à appliquer sur le genou quelques vésicatoires comme on l'avait fait jusque-là. On donna, non des lavements laxatifs, mais des lavements nutritifs de bouillon et de lait.

Les forces commencèrent à revenir, l'appétit, qui avait disparu et qui avait été remplacé par un grand dégoût, reparut peu à peu. La fièvre fut lente à s'amender, tant l'estomac avait été profondément détraqué. En procédant avec ménagement, d'une manière graduée et prudente, on arriva successivement à des aliments nutritifs, qui se digérèrent d'une façon satisfaisante.

Le rétablissement suivit une marche plus rapide qu'on eût pu l'espérer. Au bout de *deux mois* de ce traitement, M. le baron de G..... avait repris des chairs, sinon de l'embonpoint, il faisait deux, quelquefois trois repas par jour, il ne toussait plus, il restait levé une partie de la journée sans en être fatigué ; il aurait eu la force de se promener si la douleur du genou le lui eût permis (elle ne disparut qu'à la longue).

Ces améliorations furent dues évidemment à l'eau de Condillac ; il avait besoin de cette eau minérale pour la digestion, et s'il avait la moindre gêne après le repas, un demi-verre d'eau de Condillac, rougie avec du vin édulcoré avec un sirop ou pure, suffisait pour le débarrasser. On peut dire que l'eau minérale de Condillac a eue une influence aussi heureuse sur la convalescence de M. le baron de G..., qu'elle a accélérée, que sur sa guérison, dont l'honneur lui revient tout entier. Vers le commencement du mois d'avril 1860, M. le baron de G... a pu entreprendre sans aucun danger le voyage de Paris à Vienne (Autriche).

PASCAL.

Madame la princesse de Ch...., née à Bruxelles, âgée de trente-cinq ans, est douée d'un tempérament lymphatico-nerveux très-prononcé. Sa santé, qui avait toujours été excellente, a été troublée, il y a bientôt deux ans, par des malaises du côté des voies digestives. Les digestions sont devenues lentes et laborieuses. Madame la princesse de Ch.... ressentait après ses repas une pesanteur douloureuse à l'épigastre. A ce malaise se joignait le cortége d'accidents qui accompagnent les lésions des voies stomacales : renvois aigres et nidoreux ; nausées, vomissements, ballonnement du ventre ; les mains appliquées sur la région épigastrique procurait cette sensation pénible qui accompagne les lésions organiques de l'estomac ; la langue était blanche, les selles rares et laborieuses ; congestions dans les régions hémorrhoïdales, dégoût prononcé pour les aliments, tel était le diagnostique de cette intéressante malade lorsqu'elle vint nous consulter.

Madame la princesse de Ch.... supporta longtemps cette dyspepsie, qui, dans les premiers temps, ne présenta pas les symptômes alarmants des derniers mois. Cependant, quoiqu'à cette époque sa santé n'en éprouvât pas d'atteinte manifeste, elle dirigea contre cette affection divers traitements. (Madame la princesse de Ch.... habitait à cette époque Bruxelles.) Des purgatifs légers, des amers, des ferrugineux, furent les principaux remèdes auxquels elle demanda un soulagement. Cette médication fut suivie à Paris pendant quelque temps, mais sans succès ; les accidents se succédèrent rapidement et amenèrent la malade à l'état que nous avons décrit plus haut.

Nous résolûmes d'employer les eaux de Condillac, prises à la dose d'une bouteille par jour. Dès les premiers jours, la malade éprouva un bien-être marqué. La pesanteur épigastrique disparut, elle y sentit une vraie détente des voies stomacales, les aliments légers purent passer avec plus de facilité. Elle continua exclusivement l'emploi de ces eaux bienfaisantes, et peu à peu elle vit l'appétit reparaître, la constipation diminuer et la congestion hémorrhoïdale se dissiper.

Son caractère, qui commençait à éprouver quelques atteintes d'une souffrance continue, recouvra sa gaieté habituelle.

Cette observation nous présente un des cas où l'eau de Condillac nous paraît indiquée de la manière la plus évidente. Nous avions affaire à une nécrose stomacale essentielle; car en examinant les antécédents de la malade et son état actuel, nous n'avions rien trouvé qui pût nous fournir un document étiologique. Elle a joui jusqu'alors d'une bonne santé, et c'est en vain que dans sa famille on cherche les traces d'une diathèse quelconque qui aurait pu se transmettre par voie d'hérédité. Connaissant les sympathiques connexions qui unissent si fréquemment l'estomac et l'utérus, nous avons recherché si de ce côté nous ne trouverions pas la clef de cette dyspepsie. Un examen attentif nous a montré que l'utérus et son col étaient sains; pas d'engorgements ni d'ulcérations, aucun écoulement. Les règles ont toujours été d'une régularité parfaite. Madame la princesse de Ch.... a eu une seule grossesse, très-heureuse, et jamais elle n'a eu à se plaindre de l'utérus. Si j'insiste sur ces détails, c'est qu'ils me permettent de faire l'indication des eaux de Condillac. Je crois qu'elles sont appelées à procurer le plus grand soulagement dans ces nécroses stomacales qu'on rencontre si fréquemment chez les personnes qui ont une vie sédentaire, et surtout chez les gens du monde.

Depuis j'ai vu dans le service des hôpitaux une dyspepsie liée à l'existence d'une schiste ovarique, se compliquant de crise d'hystérie des plus intense, soulagée par les mêmes eaux de Condillac. J'ai vu aussi une dyspepsie des plus rebelles, liée probablement à une lésion organique de l'estomac, se traduisant par des troubles herneux généraux, fortement soulagée par le même moyen. Je pense que, dans ce cas, où la thérapeutique ne peut espérer que de soulager, les eaux de Condillac doivent tenir la première place. Les malades qui en ont usé refusent toutes les autres à l'exclusion de ces dernières.

Dans les nécroses essentielles, faut-il se bercer de l'espoir d'amener une complète guérison, et Madame la princesse de Ch.... est-elle guérie pour toujours? On ne peut répondre encore; mais je pense que ce but pourra être atteint par un usage continuel de ce moyen thérapeutique déjà si heureusement employé.

M. Carré.

### OBSERVATION CLINIQUE FAITE A L'HOPITAL SAINT-LOUIS, SALLE HENRI IV,

Service M. **HARDY**,
Professeur agrégé à la Faculté de Médecine de Paris, etc., etc.

## Scrofule traité par la balnéation à l'eau de mer et à l'eau de Condillac à l'intérieur.

« Appoline J...., vingt-sept ans, lingère.

« Réglée à onze ans et demi, mère à dix-sept ans (son enfant ne
« vécut que quinze jours), a toujours habité un réz-de-chaussée hu-
« mide, privé d'air et de soleil.

« Un an après son accouchement, douleurs dans toute la partie an-
« térieure de la poitrine ; elles durent environ six mois. Elles sont
« suivies d'une tumeur inflammatoire au sein droit, qui s'abcède, lais-
« sant après elle une petite ouverture fistuleuse par laquelle s'é-
« chappe un liquide roussâtre et purulent. Dans l'espace d'un an et
« demi, dix-neuf tumeurs et abcès semblables surviennent successi-
« vement au niveau du sternum. Chaque abcès laisse après lui un
« conduit fistuleux, d'où s'écoule une suppuration d'odeur très-fétide.

« A vingt ans, une tumeur semblable survient à la joue gauche ;
« une autre, beaucoup plus étendue, ne tarde pas à se faire remar-
« quer au niveau de la partie supérieure et externe du tibia droit ;
« par le trajet fistuleux qui succède à celle-ci, il sort, dans l'espace
« de deux ans, une vingtaine de sequestres ; reste une plaie qui a
« toujours suppuré.

« La menstruation commence à être irrégulière à l'âge de vingt
« ans et cesse tout à fait à vingt-trois ans.

« La malade était alitée depuis cinq ans lorsqu'elle entra dans
« notre service, il y a treize mois. Nous la vîmes dans un état qui
« semble défier toute description.

« Maigreur extrême ; absence totale de forces.

« Le tronc, et particulièrement le thorax, a subi une déformation
« énorme. — Rétrécissement considérable sous les aisselles ; — les
« seins sont placés sur une ligne inférieure à celle du cœur. Les

« épaules sont extrêmement rapprochées l'une de l'autre. Une lon-
« gne et large surface ulcérée et suppurante existe à la place du ster-
« num, complétement déformé ; ce vaste ulcère est percé d'orifices
« fistuleux, par lesquels s'échappent un pus séreux et, de temps en
« temps, des esquilles. Il s'étend au-delà des bords du sternum, se
« dirige vers le haut du tronc, pour se diviser en deux parties qui
« occupent les deux côtés du cou.

« A la partie médiane de cette ulcération, on voit une crête sail-
« lante formée par le sternum plié en deux longitudinalement ; elle
« s'étend du haut du sternum à l'appendice xyphoïde ; elle peut avoir
« une saillie d'environ trois à quatre centimètres ; elle est bosselée,
« parsemée de saillies irrégulières. Par suite du rétrécissement énorme
« de la poitrine, la respiration est très-gênée, il y a de l'oppression,
« des battements de cœur très-fréquents. A la joue gauche se voit une
« plaie fongueuse, de mauvais aspect et offrant peu de tendance à la
« cicatrisation ; elle peut avoir la largeur de la main.

« A la partie externe et supérieure de la jambe droite est une autre
« ulcération étendue et ayant les mêmes caractères que les précéden-
« tes. On y remarque deux orifices de trajet fistuleux, par où sor-
« tent, de temps à autre, des débris du tibia.

« Le pouce de la main droite est recourbé sur lui-même ; au ni-
« veau de la tête de la phalange onguéale existe encore un ulcère de
« la même nature que les précédents, ayant un trajet fistuleux par
« où s'échappent les débris de la tête de la phalange.

« Lorsque la femme Appoline J.... entra dans notre service, nous
« prescrivîmes le bain sulfureux ordinaire. La malade ne peut le sup-
« porter.

« Les plaies sont pansées avec l'onguent Canet.

« Nous ordonnons à l'intérieur :

« Huile de foie de morue ; vin de Bagnoles, vin de gentiane ; sirop
« d'iodure de fer.

« Au bout de cinq à six mois de ce traitement, il se manifesta une
« amélioration qui a persisté et qui s'est accrue jusqu'au 13 janvier ;
« la poitrine continue à présenter l'aspect précédemment décrit ; ce-
« pendant les ulcères deviennent un peu plus étroits et sont cicatri-
« sés sur un tiers environ de leur étendue ; la malade a repris de la
« force, les digestions sont extrêmement pénibles et l'appétit presque
« nul.

« 13 *janvier*. — Nous ordonnons le bain d'eau de mer à l'hydro-
« fère, et, à l'intérieur, l'eau minérale de Condillac à boire aux repas,
« à la dose d'une demi-bouteille par jour.

« Le bain d'eau de mer détermine une vive cuisson aux parties
« malades ; Appoline J.... est oppressée ; elle accuse une sensation de
« froid qui dure aussi longtemps que le bain, bien que celui-ci mar-
« que trente-quatre degrés centigrades et plus. Dans la journée,
« courbature générale, douleurs de reins, abattement.

« Lorsque, après le bain, la malade est remise au lit, la sensation
« de froid fait place à une vive chaleur, qui dure jusqu'à la nuit.
« Tous ces effets se prolongent pendant les huit premiers jours du
« traitement.

« 21 *janvier*. — Les ulcères se sont sensiblement améliorés ; ils
« ont une teinte rosée plus marquée que précédemment ; la sécrétion
« a beaucoup diminué ; les bords commencent à sécher, et une pel-
« licule cicatricielle s'avance vers les centres des diverses plaies ; çà
« et là se remarquent de petites taches formées par des membranes
« cicatricielles. L'action des eaux de Condillac sur les voies digestives
« n'a pas tardé à se faire sentir, les digestions se font avec plus de
« facilités.

« 27 *janvier*. — La respiration est plus libre ; l'oppression, lors-
« qu'elle se manifeste encore, n'a qu'une durée passagère ; l'abatte-
« ment qui suit le bain se dissipe au bout de quatre ou cinq heures.
« La sensation de froid pendant le bain a disparu ; la chaleur vive qui
« lui succédait a cessé. Les battements de cœur sont moins forts ; les
« épaules semblent un peu s'écarter, et la poitrine paraît se déve-
« lopper.

« L'état des plaies s'est considérablement amélioré ; plusieurs ori-
« fices du grand ulcère de la poitrine sont fermés. La sécrétion des
« fistules est beaucoup moindre et celle des surfaces ulcérées est
« presque tarie. Des languettes cicatricielles traversent les plaies
« dans tous les sens. »

(Les digestions se font bien ; la malade boit environ une bouteille
d'eau de Condillac par jour. Nous avons constaté que depuis qu'elle
fait usage de cette eau le sommeil est paisible, tandis qu'avant les
nuits étaient extrêmement agitées.)

« 31 *janvier*. — L'oppression a cessé. Cependant, en entrant dans

« le bain, la malade éprouve un saisissement passager. Elle ne ressent
« plus de fatigue après le bain.

« La poitrine paraît notablement agrandie ; l'élargissement est
« d'environ quatre centimètres ; la plaie, toujours rosée, offre un as-
« pect satisfaisant ; sa surface est généralement parsemée de petits
« bourgeons charnus de bonne nature ; une légère membrane rosée,
« transparente, la recouvre entièrement, sauf les orifices fistuleux ;
« sur quelques points, elle commence même à acquérir de l'épaisseur.

« Les deux plaies du cou sont dans un état voisin d'une complète
« cicatrisation. L'ulcère de la joue est cicatrisé dans la majeure par-
« tie de son étendue.

« L'ulcère de la jambe et celui du pouce sont également cicatrisés,
« à l'exception des orifices fistuleux. Le gonflement des parties
« molles sous-jacentes est beaucoup diminué.

« L'état général devient de plus en plus satisfaisant ; depuis le 27,
« la malade a pris assez de forces pour rester levée une grande partie
« de la journée.

« L'appétit est bon ; les aliments sont désirés et semblent meil-
« leurs. »

(Le moral, si longtemps abattu, est relevé. Il est évident que l'action des eaux de Condillac est manifeste ; sous son influence, les voies
digestives, si profondément troublées, se sont très-rapidement amé-
liorées, chaque jour la malade reprenait des forces. Nous noterons
que, ayant été privée pendant deux jours d'eau de Condillac, les digestions furent laborieuses et le moral de la malade en fut affecté.)

« 25 *mars*. — Les résultats les plus frappants se font toujours re-
« marquer chez Appoline J..... Les membranes cicatricielles ont ac-
« quis de l'épaisseur et de la consistance ; de nouvelles chairs se
« forment aux places ulcérées ; plusieurs orifices fistuleux se sont
« fermés depuis le 31 janvier ; ceux qui existent encore sont sensible-
« ment diminués ; la poitrine continue à prendre du développement.

« La malade peut se lever, s'habiller, se promener sans aide et
« sans appui. »

(Les fonctions digestives se font d'une manière remarquable, la malade continue à faire usage de l'eau de Condillac. Le sommeil est
paisible.)

Il ressort de cette remarquable observation, que les eaux de Condillac administrées à cette malade ont puissamment contribué à sa guérison ; en effet, sous son influence, l'atonie des organes des voies digestives a été immédiatement améliorée. Nous dirons, avec Rognetta et Vincent Duval : « Pour les estomacs faibles, irritables, prédisposés à des gastralgies, à des flatuosités, à des embarras gastriques, c'est une boisson extrêmement salutaire. — Nous pouvons affirmer que l'eau de Condillac est destinée à devenir un jour la tisane de presque tous les malades affectés de maladies chroniques graves, à fond phlogistique ; ses principes minéralisateurs lui donnant une action cardiaco-vasculaire qui rendra des services immenses dans la pratique. Elles ont surtout une action puissante dans les manifestations scrofuleuses les plus graves. J'ajouterai que tous les jours j'emploie ces eaux pour combattre la fièvre hectique, qui complique si souvent la plupart des lésions locales scrofuleuses, et avec le plus grand succès. Dans les maladies aiguës, telles que la fièvre typhoïde, les eaux de Condillac, administrées au déclin de la maladie, abrégent considérablement la durée des convalescences et écartent presque tout danger de rechute. »

M. le docteur Vergier, de Saint-Savin (Vienne), a appelé l'attention de ses confrères pour un cas qui lui est personnel.

« En 1836, j'habitais Paris depuis quatre ans en qualité d'étudiant en médecine, et comme tel j'observais assez mal l'hygiène, surtout dans mon alimentation. Doué d'un estomac assez vigoureux, j'en abusais quelquefois, et un jour je fus surpris par un dérangement qui fut qualifié de gastrite. A la suite d'une médication débilitante mal suivie, les premiers symptômes d'irritation s'affaiblirent et firent place à une affection fonctionnelle très-irrégulière et très-capricieuse, qui revêtit d'abord, et a conservé depuis, une forme nerveuse, variable comme la température, se manifestant après chaque écart de régime, le lendemain ou le surlendemain, par des crampes très-vives, que j'éteignais avec de l'éther, de l'aconite, etc., etc., et plus tard le charbon de Belloc, l'eau de Selters, etc., etc, furent essayés sans succès. Les fréquentes courses à cheval, obligées par l'état de nos chemins d'autrefois, contribuèrent puissamment à entretenir ces dérangements, qui ne s'amendaient plus que pour un temps de moins en moins long. Je n'avais pas fait une lieue après mes repas, que je sentais mes aliments secoués comme dans une outre inerte. Après cela des gaz acides, des malaises, des pesanteurs, et la nuit suivante une crampe ou accès de gastralgie. Depuis cinq ans environ, des hémorrhoïdes fluantes sont venues compliquer cet état, apportant à ma santé tantôt du soulagement, tantôt un surcroît inutile de souffrances.

« Enfin, depuis dix-huit mois, la scène a un peu varié. Je maigris, j'ai, sinon de l'appétit, au moins un besoin très-vif de manger. Je me presse et je trouve plaisir à satisfaire ce besoin qui me sollicite ; une heure après le repas, j'ai des tensions épigastriques, la bouche amère, pâteuse, des rêves très-fatiguants, des cauchemars, et à mon lever l'haleine odorante et l'estomac plein des aliments de la veille.

« Je crois avoir une légère altération organique chronique à la muqueuse stomacale, à quoi sont dues mes dyspepsies opiniâtres, que je voyais avec une certaine appréhension ne pouvoir plus détruire. Après avoir inutilement eu recours à l'eau de Vichy, de Spa, de Selters, j'ai expérimenté à son tour l'eau de Condillac, et voici comment.

« La première prise de cette eau eut lieu au repas du soir. Je me mettais à table l'estomac encore fatigué du déjeuner, qui n'était pas digéré. Ma surprise fut grande deux heures après, je ne sentais pas mon estomac. Depuis ce temps, j'ai augmenté ma nourriture, j'ai retrouvé avec plaisir beaucoup d'aliments délaissés comme indigestes, et je les digère bien. Mon sommeil est bon, la bouche n'est plus amère, mon haleine n'a plus d'odeur, et depuis quatre mois que j'en use, mon embonpoint revient et ma vigueur aussi.

« Je livre ces quelques réflexions à mes confrères, convaincu que l'eau de Condillac est appelée à rendre d'immenses services dans la pratique.

« Docteur Vergier.

Paris.—Typ. L. Tinterlin, 3, rue Neuve-des-Bons-Enfants.

Lith. Lender. — Paris, 22, rue Coquillière.